Descubriendo la Ciencia Médica a Través de las Letras

Bienvenido a un cautivador viaje al mundo del conocimiento médico presentado a través de entretenidos crucigramas de búsqueda de palabras. Este libro te invita a explorar la intrincada red de terminología médica, conceptos anatómicos y términos relacionados con la salud. Con cada crucigrama, desentrañarás palabras ocultas que abarcan diversos temas médicos. Ya seas un entusiasta de la medicina, un estudiante o simplemente tengas curiosidad por el fascinante mundo de la atención médica, este libro ofrece una forma única de expandir tu vocabulario mientras te sumerges en el ámbito de la medicina.

Prepárate para ejercitar tu mente, mejorar tu conocimiento médico y divertirte descubriendo las palabras que definen el arte y la ciencia de la curación.

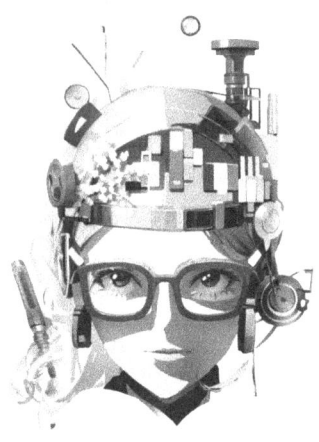

Esqueleto

N	W	O	W	U	B	U	I	J	P	R	A	D	I	O
P	T	N	S	G	L	H	M	F	N	O	T	I	Q	S
C	O	M	I	O	T	C	B	B	B	K	J	H	L	U
W	F	É	M	U	R	C	K	K	E	V	O	R	L	Z
B	W	B	E	L	C	H	Ú	M	E	R	O	U	O	Y
E	R	N	I	Z	P	Ú	U	W	M	R	E	L	R	W
C	A	B	K	Q	L	E	B	I	X	L	S	X	O	X
A	I	N	W	B	W	P	L	I	H	W	Q	L	D	U
H	H	C	N	C	Q	O	S	V	T	D	U	C	A	P
U	X	R	A	V	R	O	Z	M	I	O	E	R	M	G
E	D	Á	Q	H	R	H	Z	L	U	S	L	V	K	Z
S	Q	N	W	G	C	C	J	R	J	T	E	T	M	W
O	L	E	L	M	B	J	I	P	V	E	T	Y	X	Q
S	R	O	G	L	J	O	G	I	G	P	O	P	G	D
O	C	A	J	A		T	O	R	Á	C	I	C	A	O

Esqueleto
Huesos
Cráneo
Caja torácica

Pelvis
Fémur
Húmero
Radio
Cúbito

Hecho: Los bebés nacen con alrededor de 270 huesos suaves y parcialmente formados, pero a medida que crecen, algunos de estos huesos se fusionan, lo que da como resultado el recuento típico de alrededor de 206 huesos en los adultos.

Esqueleto

Q	U	M	D	P	O	H	B	M	L	C	T	A	E	T
I	V	T	I	B	I	A	I	E	T	J	C	Q	S	Z
C	É	B	E	X	C	M	I	T	X	Y	U	T	C	F
E	R	U	B	F	A	E	Z	A	Z	P	E	T	Á	W
D	T	L	L	A	R	T	L	C	B	H	E	P	P	M
G	E	S	V	L	P	A	P	A	O	Y	D	B	U	P
Q	B	P	V	A	O	T	E	R	S	Q	C	M	L	H
F	R	R	X	N	S	A	R	P	Y	Y	L	U	A	J
T	A	Ó	O	G	P	R	O	I	G	M	A	O	R	Q
C	S	T	Q	E	D	S	N	A	H	L	V	O	B	J
Q	W	U	Y	S	X	I	É	N	J	Y	Í	P	Y	D
N	Z	L	D	F	E	A	I	O	F	U	C	D	N	D
G	H	A	L	P	J	N	Z	S	O	Y	U	R	K	E
Y	G	V	G	C	Z	O	W	Z	U	Z	L	R	C	Z
O	O	K	X	I	Y	S	M	I	A	Y	A	D	I	K

Vértebras   Peroné
Clavícula   Falanges
Escápula   Carpos
Rótula   Metacarpianos
Tibia   Metatarsianos

Hecho: Los bebés nacen con alrededor de 270 huesos suaves y parcialmente formados, pero a medida que crecen, algunos de estos huesos se fusionan, lo que da como resultado el recuento típico de alrededor de 206 huesos en los adultos.

Músculos

P	H	H	A	C	U	Á	D	R	I	C	E	P	S	A
D	Q	H	N	T	D	E	L	T	O	I	D	E	S	R
W	S	T	O	P	X	K	Y	G	K	L	S	S	M	T
V	P	K	Q	B	C	X	W	T	L	Z	Z	L	O	R
A	S	W	F	G	P	V	M	X	X	Ú	M	E	B	I
F	P	R	P	S	W	O	U	F	K	S	T	Z	F	C
K	V	V	D	P	E	C	T	O	R	A	L	E	S	E
T	T	C	A	X	O	B	L	I	C	U	O	S	O	P
S	A	B	D	O	M	I	N	A	L	E	S	B	E	S
E	D	X	A	X	S	Y	M	A	X	I	E	E	G	C
W	T	V	M	Ú	S	C	U	L	O	S	I	E	F	A
E	I	S	Q	U	I	O	T	I	B	I	A	L	E	S
Z	Q	T	D	B	I	C	E	P	S	S	B	A	I	X
P	K	N	S	R	U	H	R	T	N	E	N	N	Q	Z
N	Q	G	G	B	J	X	Y	D	Z	X	J	D	O	G

Músculos

Biceps

Triceps

Cuádriceps

Isquiotibiales

Deltoides

Pectorales

Abdominales

Oblicuos

Glúteos

Hecho: Hay más de 600 músculos en el cuerpo humano, cada uno cumpliendo funciones específicas que van desde el movimiento hasta la estabilidad y la generación de calor.

Músculos

H	G	X	N	F	X	L	F	A	H	O	D	M	T	D
R	J	X	N	A	D	U	C	T	O	R	E	S	Y	G
E	R	E	C	T	O	R	S	I	U	P	J	H	Y	Q
C	U	A	D	R	A	D	O		L	U	M	B	A	R
J	D	O	R	S	A	L		A	N	C	H	O	R	B
I	B	X	G	J	J	F	E	H	B	O	O	Q	S	G
O	H	D	X	R	T	C	I	O	X	C	Y	W	Q	M
O	Q	P	N	U	K	V	X	G	I	A	S	J	Q	E
T	R	A	P	E	C	I	O	E	E	T	D	W	D	S
R	N	M	A	H	F	S	J	I	G	M	K	I	N	U
F	L	E	X	O	R	E	S	M	X	Z	E	D	X	V
S	A	R	T	O	R	I	O	S	K	V	W	L	Y	J
L	E	K	D	Y	B	S	S	Ó	L	E	O	X	O	V
B	E	O	F	O	R	M	O	B	P	J	V	V	R	S
G	U	E	X	T	E	N	S	O	R	E	S	A	Z	H

Trapecio	Erector
Dorsal Ancho	Sartorio
Gemelos	Aductores
Sóleo	Flexores
Cuadrado lumbar	Extensores

Hecho: Hay más de 600 músculos en el cuerpo humano, cada uno cumpliendo funciones específicas que van desde el movimiento hasta la estabilidad y la generación de calor.

Órganos

G	I	R	I	Ñ	O	N	E	S	S	B	P	P	X	P
W	Z	A	T	Y	N	J	G	Q	W	G	P	H	O	T
X	R	S	S	C	T	U	E	V	U	V	Á	R	J	O
I	N	T	E	S	T	I	N	O	S	S	N	C	N	H
A	T	Q	G	P	O	E	M	Y	W	C	C	U	Z	B
X	N	C	E	R	E	B	R	O	E	O	R	N	L	B
I	W	H	N	D	U	R	E	F	S	R	E	X	P	G
D	V	Í	Ó	O	O	J	Y	H	T	A	A	U	U	C
R	B	G	E	R	O	Q	V	X	Ó	Z	S	K	L	V
T	Y	A	E	W	G	D	Q	T	M	Ó	Q	U	M	W
Y	Z	D	C	K	Q	A	X	I	A	N	D	I	O	G
Q	C	O	Q	S	K	U	N	Z	G	D	B	H	N	W
I	X	H	I	L	Z	C	H	O	O	R	A	X	E	U
S	D	L	V	D	P	R	O	R	S	H	Z	S	S	P
E	E	R	H	L	L	I	R	P	I	Y	O	O	B	R

Órganos	Cerebro
Corazón	Estómago
Pulmones	Intestinos
Hígado	Páncreas
Riñones	Bazo

Hecho: El órgano más grande en el cuerpo humano es la piel. Cumple un papel vital al proteger el cuerpo del entorno externo y ayudar a regular la temperatura.

Órganos

U	X	S	U	P	R	A	R	R	E	N	A	L	I	J
I	I	I	W	F	T	E	S	T	Í	C	U	L	O	S
P	T	P	A	Y	F	F	T	D	T	A	N	T	B	S
W	N	K	I	F	C	O	V	A	R	I	O	S	D	T
H	E	A	X	N	L	O	L	T	U	E	F	R	P	I
R	M	H	E	M	N	U	E	Y	B	I	B	W	P	R
N	V	Y	S	A	P	É	N	D	I	C	E	Z	Q	O
D	M	M	Ó	L	A	B	S	T	Ú	T	E	R	O	I
F	R	A	F	G	P	R	Ó	S	T	A	T	A	J	D
V	N	J	A	D	F	A	C	W	S	I	Y	I	C	E
E	S	V	G	R	V	B	Q	V	V	N	C	E	C	S
J	G	L	O	G	T	T	P	N	Y	V	Y	O	M	M
I	H	U	V	D	Y	V	O	E	I	I	F	B	X	D
G	B	F	K	V	K	E	A	Z	O	V	C	Y	S	K
A	J	H	T	H	E	J	T	V	Z	S	O	H	Q	Y

Vejiga
Tiroides
Suprarrenal
Esófago

Útero
Ovarios
Testículos

Hecho: El órgano más grande en el cuerpo humano es la piel. Cumple un papel vital al proteger el cuerpo del entorno externo y ayudar a regular la temperatura.

Sistema Nervioso

S	P	E	R	I	F	É	R	I	C	O	Y	P	A	F
R	O	K	A	A	E	U	G	T	J	I	A	O	E	O
S	Z	D	S	S	I	N	A	P	S	I	S	E	C	G
Q	Z	Z	A	M	R	A	C	O	C	C	M	U	H	S
K	B	C	H	C	N	L	U	O	T	N	G	L	A	K
S	U	E	X	W	E	D	L	E	S	P	I	N	A	L
Y	L	R	B	Z	R	R	N	C	F	Q	V	G	X	C
J	H	E	A	P	V	A	C	E	L	B	Q	L	C	F
M	T	B	A	Q	I	X	Q	C	U	K	T	F	G	J
J	J	R	G	I	O	Ó	B	E	P	R	Z	G	E	T
N	Q	A	E	C	S	N	T	R	K	D	O	S	L	U
N	Z	L	V	F	P	G	R	E	M	P	F	N	B	A
Q	T	Z	Y	T	G	A	V	B	C	J	G	I	A	S
G	A	N	G	L	I	O	V	R	P	Y	X	G	G	S
B	T	L	V	J	N	A	T	O	V	Y	N	R	Y	R

Neuronas
Cerebro
Espinal
Nervios
Sinapsis

Cerebral
Periférico
Ganglio
Axón

Hecho: El sistema nervioso es responsable de transmitir señales entre diferentes partes del cuerpo. El cerebro solo contiene alrededor de 86 mil millones de neuronas, que son las unidades funcionales del sistema nervioso.

Sistema Nervioso

H	Q	N	Z	P	S	W	R	X	W	E	E	F	Y	N
G	U	S	S	M	O	M	A	Q	T	N	L	K	Y	E
H	U	P	E	J	F	Y	J	A	I	C	A	R	T	U
I	U	X	L	T	M	S	T	U	I	W	A	E	X	R
P	P	B	C	V	U	N	H	T	A	T	M	F	L	O
O	D	H	X	X	I	S	U	Ó	Y	G	Í	L	O	T
T	Y	S	S	Z	R	D	Q	N	G	A	G	E	G	R
Á	E	A	U	C	O	E	A	O	L	E	D	J	N	A
L	M	I	E	L	I	N	A	M	I	B	A	O	O	N
A	L	L	C	H	J	D	O	O	O	P	L	M	Z	S
M	O	L	U	Y	U	R	C	I	M	Z	A	X	I	M
O	C	D	D	N	A	I	W	S	A	Q	A	T	W	I
S	U	Q	G	N	U	T	L	M	É	D	U	L	A	S
R	I	D	J	F	R	A	L	U	J	C	A	A	G	O
B	H	E	Z	S	I	M	P	Á	T	I	C	O	K	R

Dendrita	Reflejo
Mielina	Glioma
Neurotransmisor	Hipotálamo
Simpático	Médula
Autónomo	Amígdala

Hecho: El sistema nervioso es responsable de transmitir señales entre diferentes partes del cuerpo. El cerebro solo contiene alrededor de 86 mil millones de neuronas, que son las unidades funcionales del sistema nervioso.

Sistema Cardiovascular

G	Q	L	I	S	E	R	A	L	I	P	A	C	G	S
E	A	N	G	R	G	G	F	R	E	R	G	N	A	S
T	O	Z	W	J	C	G	J	V	K	J	R	I	C	V
I	R	K	A	D	V	H	I	S	Y	H	R	E	O	M
A	T	Z	Y	J	T	Z	O	S	S	E	W	V	R	C
O	A	Q	Q	Y	X	A	T	A	T	W	H	U	A	M
Y	U	M	C	V	Z	X	N	R	M	S	M	U	Z	J
J	O	I	R	T	A	E	A	C	H	Z	C	K	Ó	U
Z	Z	N	H	L	V	M	F	J	K	R	F	K	N	W
S	N	B	N	Ó	I	S	N	E	T	R	E	P	I	H
D	W	N	Ó	I	C	A	L	U	C	R	I	C	Q	D
O	C	A	R	D	I	O	V	A	S	C	U	L	A	R
U	J	C	Q	T	H	H	V	P	A	R	L	N	V	N
L	N	A	Q	Q	Q	N	V	N	B	X	R	V	B	E
D	L	H	F	E	P	K	Q	S	F	Y	N	U	Q	N

Cardiovascular
Corazón
Arterias
Venas
Capilares

Aorta
Circulación
Sangre
Hipertensión
Atrio

Hecho: El corazón humano bombea aproximadamente 2,000 galones (7,600 litros) de sangre a través del sistema circulatorio cada día, proporcionando oxígeno y nutrientes a las células del cuerpo.

Sistema Cardiovascular

T	D	P	U	L	S	O	X	R	L	L	X	E	G	O
A	F	O	V	R	V	D	A	I	K	F	N	J	C	H
H	E	M	O	G	L	O	B	I	N	A	H	A	U	A
Z	A	O	I	R	A	N	O	R	O	C	Í	N	I	L
O	X	Í	G	E	N	O	C	Z	G	D	Y	G	R	Y
I	S	T	D	Q	V	E	N	T	R	Í	C	U	L	O
Y	E	Z	G	U	Y	V	H	A	E	Y	E	U	J	W
Q	W	K	L	W	Q	X	C	O	D	P	P	S	O	L
C	O	L	E	S	T	E	R	O	L	B	Z	S	M	J
T	I	C	V	O	I	D	R	A	C	O	I	M	U	F
B	R	B	H	D	U	S	A	T	E	U	Q	A	L	P
M	O	K	B	C	X	G	W	M	T	K	B	K	R	B
K	K	F	E	G	S	K	Q	N	N	B	Q	G	U	Z
W	H	N	Ó	I	C	A	L	I	R	B	I	F	A	U
C	E	D	K	Z	C	L	P	X	A	Y	B	K	D	D

Ventrículo
Coronario
Pulso
Cardíaco
Oxígeno

Hemoglobina
Plaquetas
Colesterol
Fibrilación
Miocardio

Hecho: El corazón humano bombea aproximadamente 2,000 galones (7,600 litros) de sangre a través del sistema circulatorio cada día, proporcionando oxígeno y nutrientes a las células del cuerpo.

Sistema Respiratorio

R	E	S	P	I	R	A	T	O	R	I	O	E	M	I
N	K	K	R	Q	M	T	I	A	N	O	Y	K	D	V
N	Q	Z	N	A	L	V	É	O	L	O	S	G	P	B
N	J	S	Q	D	R	O	R	M	J	H	O	A	L	R
T	Z	B	N	Ó	I	C	A	R	I	P	S	E	R	Z
S	O	L	O	I	U	Q	N	O	R	B	J	J	C	W
I	G	D	V	C	F	O	Q	F	S	M	P	W	B	Y
Z	I	B	U	I	A	F	R	V	D	K	U	V	X	A
M	H	G	O	R	L	N	K	K	Z	W	L	T	L	M
Y	S	C	V	X	N	O	Q	V	Z	S	M	R	X	P
B	B	R	R	K	Í	A	K	G	I	N	O	Á	E	X
D	I	A	F	R	A	G	M	A	M	V	N	Q	K	O
N	P	J	F	I	V	C	E	M	O	Z	E	U	P	V
F	C	B	T	K	Q	P	K	N	W	T	S	E	Z	Z
L	F	B	R	O	N	Q	U	I	O	S	E	A	K	O

Respiratorio
Pulmones
Tráquea
Bronquios
Alvéolos

Diafragma
Respiración
Oxígeno
Bronquiolos

Fact: The respiratory system exchanges gases between the blood and the external environment. On average, a person takes around 20,000 breaths a day, delivering oxygen to cells and removing carbon dioxide waste.

Sistema Respiratorio

Y	E	G	N	I	R	A	F	U	I	C	L	W	N	A
I	T	M	Z	L	T	H	E	S	Y	N	U	Ó	K	A
S	S	Y	P	V	U	Z	O	D	O	A	I	J	E	E
P	U	L	I	E	J	I	C	G	E	C	K	Z	M	E
L	K	R	H	P	L	A	P	Y	A	F	C	N	G	U
F	A	A	F	I	E	U	M	L	I	L	S	N	M	H
K	H	U	C	A	L	W	I	I	Y	A	I	O	K	N
G	P	S	I	M	C	T	L	D	K	R	M	P	J	C
P	V	R	O	N	N	T	G	Q	A	K	L	L	K	L
I	Z	N	A	E	H	W	A	L	U	A	U	E	L	Y
S	A	B	V	L	E	A	Q	N	S	L	H	U	C	Y
R	Q	S	Z	O	A	P	L	A	T	I	O	R	B	C
V	C	P	W	M	E	H	N	A	Q	E	K	A	M	X
P	A	R	P	T	U	R	X	Z	R	J	Z	U	B	C
A	Q	E	N	Q	V	U	C	E	U	Y	U	Y	R	V

Exhalar
Inhalar
Ventilación
Cilios
Pulmonar

Nasal
Faringe
Laringe
Surfactante
Pleura

Fact: The respiratory system exchanges gases between the blood and the external environment. On average, a person takes around 20,000 breaths a day, delivering oxygen to cells and removing carbon dioxide waste.

Sistema Digestivo

W	S	E	P	K	Q	N	A	D	I	I	O	J	W	V
P	H	U	M	B	G	J	I	U	Q	N	H	T	H	E
E	K	D	V	I	Q	G	G	O	O	G	F	K	L	S
G	P	S	P	G	E	F	Z	C	V	E	A	T	V	Í
E	E	H	P	S	F	F	E	X	W	D	B	L	C	C
W	N	S	T	A	X	D	H	A	A	P	S	B	Q	U
Z	U	I	T	E	N	Z	I	M	A	S	O	C	P	L
B	Ó	O	H	Ó	C	T	E	I	F	J	R	Z	Á	A
N	D	J	D	Q	M	I	I	C	I	O	C	I	N	
U	M	V	C	A	G	A	I	W	U	U	I	E	C	B
E	U	O	H	U	G	D	G	E	X	V	Ó	C	R	I
Y	D	X	N	N	X	Í	N	O	M	Y	N	S	E	L
Y	H	N	H	F	I	G	H	Z	B	T	X	J	A	I
O	B	S	O	N	I	T	S	E	T	N	I	E	S	A
F	O	E	S	Ó	F	A	G	O	C	V	E	E	E	R

Digestivo
Estómago
Intestinos
Esófago
Hígado

Páncreas
Vesícula biliar
Digestión
Absorción

Hecho: El sistema digestivo es responsable de descomponer los alimentos en nutrientes que pueden ser absorbidos por el cuerpo. El intestino delgado, donde ocurre la mayor parte de la absorción, tiene aproximadamente 20 pies (6 metros) de longitud en un adulto, a pesar de su diámetro estrecho.

Sistema Digestivo

C	S	Q	R	X	O	I	E	P	S	M	I	V	N	Y
A	S	A	L	I	M	A	N	A	H	U	X	Z	R	Q
E	Z	M	K	Y	N	H	K	A	I	C	U	Y	U	Q
R	K	R	R	V	C	B	P	C	D	U	Y	I	V	A
P	D	K	T	J	F	B	S	O	L	S	M	J	C	G
E	F	A	S	K	H	Y	D	G	X	O	K	F	W	O
R	W	I	D	D	U	O	D	E	N	O	L	V	X	B
I	B	V	O	I	S	P	X	C	N	A	U	H	C	J
S	Y	F	H	H	S	I	L	L	Í	L	E	O	N	D
T	E	R	T	R	Y	O	L	X	A	L	V	O	F	M
A	Y	W	C	P	X	Q	L	I	J	I	G	R	Q	V
L	U	I	T	O	X	J	Z	L	B	V	A	A	O	G
S	N	L	X	I	L	D	E	K	E	C	Y	N	D	B
I	O	N	I	O	Y	O	R	F	T	V	V	Z	B	T
S	V	H	J	Z	T	P	N	Y	F	L	U	A	Y	B

Quimo	**Amilasa**
Peristalsis	**Duodeno**
Bilis	**Yeyuno**
Vellosidad	**Íleon**
Mucus	**Colon**

Hecho: El sistema digestivo es responsable de descomponer los alimentos en nutrientes que pueden ser absorbidos por el cuerpo. El intestino delgado, donde ocurre la mayor parte de la absorción, tiene aproximadamente 20 pies (6 metros) de longitud en un adulto, a pesar de su diámetro estrecho.

Sistema Endocrino

G	T	S	E	D	I	O	R	I	T	A	R	A	P	Y
D	I	A	L	K	H	E	W	G	U	S	H	O	F	H
T	R	G	E	J	U	S	Q	E	A	I	L	P	N	F
U	O	A	E	N	P	C	O	L	P	O	F	L	Q	A
Q	I	I	O	R	X	A	U	Ó	J	T	D	N	X	M
U	D	F	U	K	K	D	F	C	N	O	N	F	Q	H
A	E	J	Q	S	N	I	Z	Q	L	B	H	P	E	S
M	S	D	Y	Á	S	G	S	A	D	A	N	Ó	G	L
G	T	C	L	I	G	C	R	S	K	I	E	E	D	D
Y	C	G	S	N	L	R	H	R	N	K	Q	N	T	M
M	P	X	Q	H	O	R	M	O	N	A	S	M	I	H
H	S	E	L	A	N	E	R	R	A	R	P	U	S	P
E	N	D	O	C	R	I	N	O	L	V	B	I	T	C
J	E	I	R	F	S	A	E	R	C	N	Á	P	K	V
M	X	J	N	R	H	V	V	H	T	B	P	A	Q	U

Endocrino   Suprarrenales

Hormonas   Páncreas

Glándulas   Gónadas

Tiroides   Paratiroides

Hipófisis   Pineal

Hecho: El sistema endocrino utiliza hormonas para regular diversas funciones corporales, incluyendo el crecimiento, el metabolismo y la reproducción. Aunque las glándulas endocrinas están distribuidas por todo el cuerpo, trabajan en conjunto para mantener un delicado equilibrio de hormonas que contribuyen a la salud y el bienestar general.

Sistema Endocrino

D	G	A	E	H	I	P	O	T	Á	L	A	M	O	P
R	O	N	B	K	I	N	S	U	L	I	N	A	O	O
T	G	P	T	C	J	A	P	F	A	E	R	P	M	Q
C	O	R	T	I	S	O	L	H	Z	W	E	J	E	X
A	N	I	C	O	T	I	X	O	P	D	N	Q	L	K
E	V	O	D	G	F	V	D	Q	J	M	D	X	A	I
A	D	R	E	N	A	L	I	N	A	V	O	A	T	Y
U	G	M	L	C	B	I	P	Y	J	P	C	Q	O	R
O	N	E	G	Ó	R	T	S	E	N	Y	R	L	N	C
W	K	Y	O	G	T	J	K	X	O	I	I	C	I	S
Z	T	E	S	T	O	S	T	E	R	O	N	A	N	D
W	L	D	J	Q	E	H	C	M	Y	E	O	X	A	Q
E	L	D	K	B	V	L	L	C	K	N	N	C	B	F
N	A	N	F	C	R	E	C	I	M	I	E	N	T	O
K	L	U	G	J	P	U	Y	P	I	L	P	C	W	T

Hipotálamo	Cortisol
Endocrino	Melatonina
Insulina	Adrenalina
Estrógeno	Crecimiento
Testosterona	Oxitocina

Hecho: El sistema endocrino utiliza hormonas para regular diversas funciones corporales, incluyendo el crecimiento, el metabolismo y la reproducción. Aunque las glándulas endocrinas están distribuidas por todo el cuerpo, trabajan en conjunto para mantener un delicado equilibrio de hormonas que contribuyen a la salud y el bienestar general.

Piel

T	T	F	U	S	C	M	E	L	A	N	I	N	A	V
T	N	W	F	E	K	A	J	P	M	B	E	Z	K	Y
T	U	C	P	B	K	N	B	C	H	C	L	I	G	X
C	K	Z	S	Á	Q	C	S	E	Q	M	O	W	D	F
Q	Y	I	U	C	R	Y	I	G	L	P	K	J	S	S
E	I	S	D	E	P	S	N	R	C	L	S	F	N	Y
N	H	F	O	A	O	M	L	C	G	I	O	O	U	L
F	Y	Z	R	S	R	K	P	U	M	O	U	L	Q	E
C	C	R	M	S	O	S	I	R	G	M	U	Í	A	Y
D	Z	X	T	P	S	G	E	D	R	S	C	C	F	M
E	G	Z	V	Y	E	D	L	T	A	T	T	U	O	D
R	X	X	M	Z	I	K	H	Ñ	A	O	M	L	F	Z
M	H	G	V	P	M	H	U	E	J	E	Q	O	X	R
I	L	R	E	W	D	W	O	O	Y	N	S	F	X	A
S	C	K	T	F	Y	D	C	Q	A	N	Y	S	Z	M

Piel   Cabello
Epidermis   Uñas
Dermis   Melanina
Sudor   Sebáceas
Poros   Folículo

Hecho: La piel es el órgano más grande del cuerpo humano, con un área superficial promedio de alrededor de 22 pies cuadrados (2 metros cuadrados) en los adultos. Sirve como una barrera protectora, regula la temperatura y desempeña un papel crucial en la percepción sensorial.

Piel

V	M	I	D	X	I	Q	E	V	C	K	S	L	G	S
C	H	R	E	X	Y	N	J	G	D	I	A	X	W	E
J	H	K	R	B	R	B	L	E	J	I	W	X	E	N
S	I	H	M	G	G	P	U	D	L	P	K	B	R	S
M	P	P	A	R	N	E	U	E	R	G	Q	F	S	A
X	O	R	T	M	O	L	T	R	O	U	Y	O	M	C
T	D	O	Ó	R	F	I	J	M	C	Q	B	J	F	I
C	E	T	L	Z	P	Q	S	A	O	U	H	O	T	Ó
L	R	E	O	E	O	X	W	T	L	E	F	W	R	N
S	M	C	G	O	M	H	E	O	Á	R	O	D	D	S
Z	I	T	O	S	D	V	S	L	G	A	I	A	I	E
W	S	O	T	V	I	D	M	O	E	T	K	F	E	B
N	I	R	M	H	J	P	R	G	N	I	G	R	F	O
A	Z	M	M	Q	F	F	F	Í	O	N	K	V	U	A
Y	S	D	S	E	B	W	T	A	G	A	D	H	C	R

Queratina   Sebo
Protector   Dermatólogo
Colágeno   Hipodermis
Dermatología   Sensación
Epitelial   Rubor

Hecho: La piel es el órgano más grande del cuerpo humano, con un área superficial promedio de alrededor de 22 pies cuadrados (2 metros cuadrados) en los adultos. Sirve como una barrera protectora, regula la temperatura y desempeña un papel crucial en la percepción sensorial.

Sangre

N	D	R	N	V	V	A	J	G	P	Z	T	X	Y	W
E	H	T	S	H	L	M	Q	G	L	S	G	E	Y	R
U	E	P	Q	E	C	P	K	N	B	O	C	X	H	F
T	M	L	C	W	M	L	Y	C	H	L	B	K	Y	Q
R	O	A	X	T	N	A	A	O	N	N	H	U	G	O
O	G	S	J	R	V	Q	B	A	T	X	B	O	L	W
F	L	M	N	A	O	U	O	G	E	Q	Y	Y	C	O
I	O	A	X	N	Q	E	Z	U	S	T	W	G	J	D
L	B	B	F	S	H	T	C	L	J	R	L	D	W	V
O	I	W	E	F	G	A	I	A	Z	D	N	A	E	Z
J	N	C	U	U	M	S	Z	C	O	Z	W	R	N	V
O	A	J	I	S	Z	R	S	I	R	U	G	M	N	V
C	B	T	C	I	C	X	R	Ó	H	N	A	O	F	W
G	A	A	G	Ó	T	H	O	N	A	J	U	Y	I	I
L	N	F	P	N	P	I	J	S	A	M	D	G	B	B

Sangre	Hemoglobina
Globulo	Coagulación
Neutrofilo	ABO
Plaquetas	Rh
Plasma	Transfusión

Hecho: La sangre es un componente vital del cuerpo humano que transporta oxígeno, nutrientes y desechos a través del sistema circulatorio. Contiene células sanguíneas como los glóbulos rojos, glóbulos blancos y plaquetas, y el plasma que transporta estos elementos y otros compuestos necesarios.

Sangre

R	A	M	Q	A	L	I	H	Q	A	M	J	M	X	L
T	I	P	O		D	E		S	A	N	G	R	E	Z
F	O	G	X	R	W	K	B	E	M	R	E	X	G	K
B	E	S	O	B	D	K	W	N	G	I	J	M	Y	A
C	O	A	G	U	L	A	C	I	Ó	N	U	S	I	X
A	Z	U	O	A	N	T	I	C	U	E	R	P	O	A
A	N	T	Í	G	E	N	O	I	G	J	P	A	G	Z
I	D	I	F	L	E	B	O	T	O	M	Í	A	O	B
W	P	H	Q	X	S	U	E	R	O	W	H	O	I	A
A	O	I	X	K	G	L	P	R	Y	M	W	S	Y	J
Y	A	X	L	O	J	X	U	H	C	L	M	B	Z	E
R	F	F	H	F	U	H	C	W	T	W	O	Q	P	P
L	E	U	C	O	C	I	T	O	S	Z	W	J	G	Z
V	J	D	T	T	R	O	M	B	O	C	I	T	O	S
Q	C	U	E	R	I	T	R	O	C	I	T	O	S	A

Eritrocitos	**Antígeno**
Leucocitos	**Anticuerpo**
Trombocitos	**Anemia**
Suero	**Tipo de sangre**
Coagulación	**Flebotomía**

Hecho: La sangre es un componente vital del cuerpo humano que transporta oxígeno, nutrientes y desechos a través del sistema circulatorio. Contiene células sanguíneas como los glóbulos rojos, glóbulos blancos y plaquetas, y el plasma que transporta estos elementos y otros compuestos necesarios.

Tejidos

U	W	V	V	E	F	U	B	G	L	L	V	W	W	T
W	P	S	Y	F	Q	K	J	A	I	F	A	D	R	M
N	B	G	P	R	R	M	I	N	O	C	C	L	J	U
I	A	Z	Q	Q	Q	L	F	S	S	A	Q	K	H	S
Q	G	V	G	X	E	Á	E	U	Q	R	Y	E	A	C
O	W	S	E	T	T	U	Q	T	E	T	N	N	M	U
P	E	K	I	I	H	T	H	E	M	Í	E	H	R	L
Y	O	P	C	A	T	R	E	J	A	L	R	P	P	A
W	E	O	A	H	F	R	A	I	D	A	V	R	X	R
A	O	Y	L	V	G	M	I	D	I	G	I	V	Z	M
D	F	B	G	N	W	X	Y	O	P	O	O	J	Y	G
V	C	Y	A	K	J	Z	G	S	O	W	S	D	J	Y
M	U	S	R	D	W	U	V	R	S	V	O	J	D	O
N	Q	L	N	J	Z	C	I	W	O	B	L	B	Y	Q
O	C	V	G	L	C	O	N	J	U	N	T	I	V	O

Tejidos	Adiposo
Epitelial	Cartílago
Conjuntivo	Hueso
Muscular	Sangre
Nervioso	Linfático

Hecho: Los tejidos son grupos de células que trabajan juntas para realizar una función específica en el cuerpo. Los tipos de tejidos incluyen el epitelial que cubre superficies y reviste órganos, el conjuntivo que conecta y sostiene tejidos, el muscular que permite el movimiento, y el nervioso que transmite señales eléctricas.

Tejidos

G	C	A	Z	H	B	O	L	F	Y	U	Y	D	N	J
Q	V	D	T	E	A	I	U	W	P	A	K	Y	L	R
F	T	I	N	T	S	R	A	X	O	N	E	S	U	A
Z	N	M	N	O	M	Z	C	C	Z	Z	T	F	G	D
P	E	D	F	F	U	J	Y	R	K	M	Z	P	E	J
P	U	X	Z	E	C	M	L	J	S	W	P	S	P	W
R	R	F	E	X	O	R	W	A	C	Q	Q	H	T	F
S	O	I	B	C	S	O	T	A	F	U	C	D	E	V
Z	N	K	O	Z	O	I	R	I	E	X	D	K	N	E
D	A	V	M	I	R	D	B	L	V	K	O	A	D	H
O	S	A	E	D	Í	R	É	A	Z	G	N	W	O	S
K	R	H	N	A	O	T	V	X	L	Q	K	H	N	O
W	E	E	C	S	I	B	W	I	U	C	U	T	E	O
B	D	O	O	C	D	Z	A	J	H	T	B	U	S	Z
C	Z	V	O	Z	X	L	S	H	M	M	C	J	G	E

Fibroso	Neuronas
Mucoso	Axones
Liso	Dendritas
Esquelético	Glial
Cardíaco	Tendones

Hecho: Los tejidos son grupos de células que trabajan juntas para realizar una función específica en el cuerpo. Los tipos de tejidos incluyen el epitelial que cubre superficies y reviste órganos, el conjuntivo que conecta y sostiene tejidos, el muscular que permite el movimiento, y el nervioso que transmite señales eléctricas.

Células

N	E	I	M	N	I	V	T	C	N	Z	T	H	A	I
Ú	Z	S	Q	F	R	C	É	Z	P	S	M	T	O	V
C	L	C	V	J	J	L	C	S	B	E	M	C	G	T
L	N	G	P	D	U	M	A	X	M	S	I	L	M	O
E	B	Q	C	L	K	M	U	B	A	T	T	N	N	I
O	O	C	A	E	O	B	R	B	Á	R	O	U	L	O
Q	O	S	I	S	B	A	F	M	A	E	C	C	K	D
W	S	R	O	T	N	A	S	H	U	T	O	L	T	C
N	S	B	G	A	O	A	U	J	N	Í	N	É	D	E
S	I	E	J	Á	L	P	S	B	I	C	D	O	V	U
R	M	B	S	P	N	L	L	U	A	U	R	L	M	K
R	S	B	O	J	R	U	J	A	Q	L	I	O	U	P
A	Y	D	A	P	U	U	L	N	S	O	A	Y	H	W
M	N	S	N	Y	C	I	C	O	G	M	S	Y	P	J
E	Y	B	B	H	D	R	L	U	S	M	A	J	O	O

Células	**Mitocondrias**
Núcleo	**Ribosomas**
Citoplasma	**Nucléolo**
Membrana	**Retículo**
Orgánulos	**Endoplasmático**

Hecho: Las células son las unidades fundamentales de la vida y pueden ser procariotas o eucariotas. Contienen componentes como el núcleo, mitocondrias y ribosomas, que realizan funciones específicas para mantener la vida celular. El ADN y el ARN son las moléculas responsables de transmitir la información genética y regular la síntesis de proteínas.

Células

Y	U	R	H	B	D	L	I	S	O	S	O	M	A	S
W	U	G	H	N	N	A	H	X	K	E	U	N	B	B
F	V	F	Q	V	A	C	U	O	L	A	S	K	X	F
M	V	F	Q	B	E	I	L	F	E	D	T	K	Z	T
J	H	K	P	M	E	U	C	A	R	I	O	T	A	X
C	I	T	O	E	S	Q	U	E	L	E	T	O	G	J
P	A	R	E	D		C	E	L	U	L	A	R	E	V
G	D	T	Z	M	Q	Q	F	R	I	L	C	W	L	V
Y	M	F	A	M	E	M	B	R	A	N	A	R	U	Q
B	M	L	X	F	V	K	I	F	L	B	V	U	B	A
P	L	S	O	M	N	S	R	H	G	L	Z	T	D	O
L	B	J	N	A	P	B	H	N	P	K	V	N	V	J
C	A	B	N	A	Q	U	I	A	M	M	E	H	Y	K
E	F	R	P	R	O	C	A	R	I	O	T	A	M	G
C	A	V	C	L	O	R	O	P	L	A	S	T	O	S

Lisosomas	Cloroplastos
Vacuolas	Procariota
Citoesqueleto	Eucariota
Membrana	ADN
Pared celular	ARN

Hecho: Las células son las unidades fundamentales de la vida y pueden ser procariotas o eucariotas. Contienen componentes como el núcleo, mitocondrias y ribosomas, que realizan funciones específicas para mantener la vida celular. El ADN y el ARN son las moléculas responsables de transmitir la información genética y regular la síntesis de proteínas.

Respuestas

Esqueleto

```
N W O W U B U I J P R A D I O
P T N S G L H M F N O T I Q S
C O M I O T C B B B K J H L U
W F É M U R C K K E V O R L Z
B W B E L C H Ú M E R O U O Y
E R N I Z P Ú U W M R É L R W
C A B K Q L E B I X L S X O X
A I N W B W P L I H W Q L D U
H H C N C Q O S V T U C A P
U X R A V R O Z M I Q E R M G
E D Á Q H R H Z L U S L V K Z
S Q N W G C C J R J T E T M W
O L E L M B J I P V E T Y X Q
S R O G L J O G I G P O P G D
O C A J A T O R Á C I C A O
```

Esqueleto

```
Q U M D P O H B M L C T A É T
I V T I B I A I E T J C Q S Z
C É B E X C M I T X Y U T C F
E R U B F A E Z A Z P E T Á W
D T L L A R T L C B H E P P M
G E S V L P A P A O Y D B U P
Q B P V A O T E R S Q C M L H
F R R X N S A R P Y Y L U A J
T A Ó O G P R O I G M A O R Q
C S T Q E D S N A H L V O B J
Q W U Y S X I É N J Y Í P Y D
N Z L D F E A I O F U C D N D
G H A L P J N Z S O Y U R K E
Y G V G C Z O W Z U Z L R C Z
O O K X I Y S M I A Y A D I K
```

Músculos

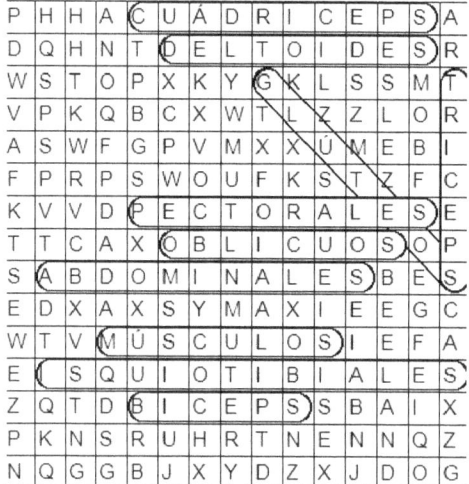

```
P H H A C U Á D R I C E P S A
D Q H N T D E L T O I D E S R
W S T O P X K Y G K L S S M T
V P K Q B C X W T L Z Z L O R
A S W F G P V M X X Ú M E B I
F P R P S W O U F K S T Z F C
K V V D P E C T O R A L E S E
T T C A X O B L I C U O S O P
S A B D O M I N A L E S B E S
E D X A X S Y M A X I E E G C
W T V M Ú S C U L O S I E F A
E S Q U I O T I B I A L E S
Z Q T D B I C E P S S B A I X
P K N S R U H R T N E N N Q Z
N Q G G B J X Y D Z X J D O G
```

Músculos

```
H G X N F X L F A H O D M T D
R J X N A D U C T O R E S Y G
É R E C T O R S I U P J H Y Q
C U A D R A D O L U M B A R
J D O R S A L A N C H O R B
I B X G J J F E H B O O Q S G
O H D X R T C I O X C Y W Q M
O Q P N U K V X G A S J Q E
T R A P E C I O E T D W D S
R N M A H F S J I G M K I N U
F L E X O R E S M X Z E D X V
S A R T O R I O S K V W L Y J
L E K D Y B S S Ó L E O X O V
B E O F O R M O B P J V V R S
G U É X T E N S O R E S A Z H
```

Respuestas

Órganos

```
G  I  R  I  Ñ  O  N  E  S  S  B  P  P  X  P
W  Z  A  T  Y  N  J  G  Q  W  G  P  H  O  T
X  R  S  S  C  T  U  E  V  U  V  Á  R  J  O
I  N  T  E  S  T  I  N  O  S  S  N  C  N  H
A  T  Q  G  P  O  E  M  Y  W  C  C  U  Z  B
X  N  C  E  R  E  B  R  O  É  O  R  N  L  B
I  W  H  N  D  U  R  E  F  S  R  E  X  P  G
D  V  Í  O  O  O  J  Y  H  T  A  A  U  U  C
R  B  G  E  R  Q  V  X  Ó  Z  S  K  L  V
T  Y  A  E  W  G  D  Q  T  M  Ó  Q  U  M  W
Y  Z  D  C  K  Q  A  X  I  A  N  D  I  O  G
Q  C  O  Q  S  K  U  N  Z  G  D  B  H  N  W
I  X  H  I  L  Z  C  H  O  O  R  A  X  E  U
S  D  L  V  D  P  R  O  R  S  H  Z  S  S  P
E  E  R  H  L  L  I  R  P  I  Y  O  O  B  R
```

Órganos

```
U  X  S  U  P  R  A  R  R  E  N  A  L  I  J
I  I  I  W  F  T  E  S  T  Í  C  U  L  O  S
P  T  P  A  Y  F  F  T  D  T  A  N  T  B  S
W  N  K  I  F  C  O  V  A  R  I  O  S  D  T
H  E  A  X  N  L  O  L  T  U  E  F  R  P  I
R  M  H  É  M  N  U  E  Y  B  I  B  W  P  R
N  V  Y  S  Á  P  É  N  D  I  C  E  Z  Q  O
D  M  M  Ó  L  A  B  S  T  U  T  E  R  O  I
F  R  A  F  G  P  R  Ó  S  T  A  T  A  J  D
V  N  J  A  D  F  A  C  W  S  I  Y  I  C  E
E  S  V  G  R  V  B  Q  V  V  N  C  E  C  S
J  G  L  O  G  T  T  P  N  Y  V  Y  O  M  M
I  H  U  V  D  Y  V  O  E  I  I  F  B  X  D
G  B  F  K  V  K  E  A  Z  O  V  C  Y  S  K
A  J  H  T  H  E  J  T  V  Z  S  O  H  Q  Y
```

Sistema Nervioso

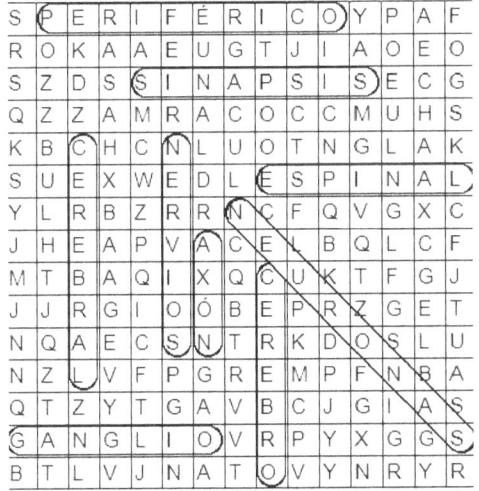

```
S  P  E  R  I  F  É  R  I  C  O  Y  P  A  F
R  O  K  A  A  E  U  G  T  J  I  A  O  E  O
S  Z  D  S  S  I  N  A  P  S  I  S  E  C  G
Q  Z  Z  A  M  R  A  C  O  C  C  M  U  H  S
K  B  C  H  C  N  L  U  O  T  N  G  L  A  K
S  U  E  X  W  E  D  L  E  S  P  I  N  A  L
Y  L  R  B  Z  R  R  N  C  F  Q  V  G  X  C
J  H  E  A  P  V  A  C  E  B  Q  L  C  F
M  T  B  A  Q  I  X  Q  C  U  K  T  F  G  J
J  J  R  G  I  O  Ó  B  E  P  R  Z  G  E  T
N  Q  A  E  C  S  N  T  R  K  D  O  S  L  U
N  Z  L  V  F  P  G  R  E  M  P  F  N  B  A
Q  T  Z  Y  T  G  A  V  B  C  J  G  I  A  S
G  A  N  G  L  I  O  V  R  P  Y  X  G  G  S
B  T  L  V  J  N  A  T  O  V  Y  N  R  Y  R
```

Sistema Nervioso

```
H  Q  N  Z  P  S  W  R  X  W  E  E  F  Y  N
G  U  S  S  M  O  M  A  Q  T  N  L  K  Y  E
H  U  P  E  J  F  Y  J  A  I  C  A  R  T  U
I  U  X  L  T  M  S  T  U  I  W  A  E  X  R
P  P  B  C  V  U  N  H  T  A  T  M  F  L  O
O  D  H  X  X  I  S  U  Ó  Y  G  Í  L  O  T
T  Y  S  S  Z  R  D  Q  N  G  A  G  E  G  R
Á  E  A  U  C  O  E  A  O  L  E  D  J  N  A
L  M  I  E  L  I  N  A  M  I  B  A  Q  O  N
A  L  L  C  H  J  D  O  O  O  P  L  M  Z  S
M  O  L  U  Y  U  R  C  I  M  Z  A  X  I  M
O  C  D  D  N  A  I  W  S  A  Q  A  T  W  I
S  U  Q  G  N  U  T  L  M  É  D  U  L  A  S
R  I  D  J  F  R  A  L  U  J  C  A  A  G  O
B  H  E  Z  S  I  M  P  Á  T  I  C  O  K  R
```

Respuestas

Sistema Cardiovascular

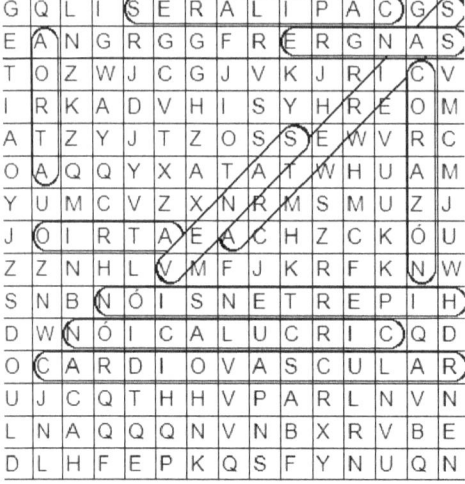

Sistema Cardiovascular

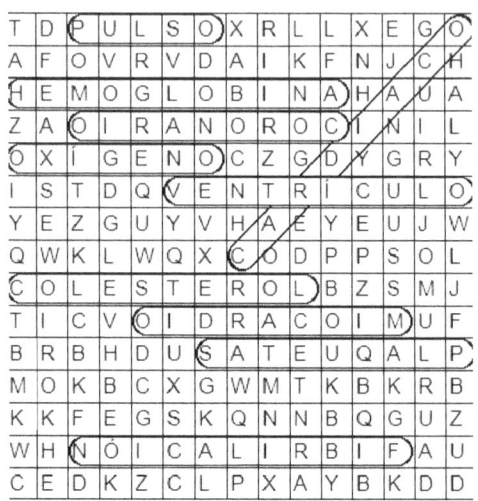

Sistema Respiratorio

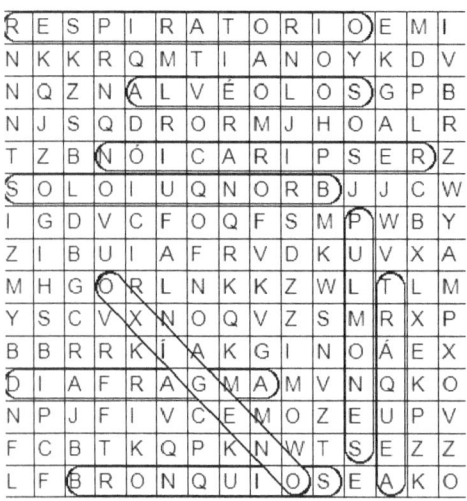

Sistema Respiratorio

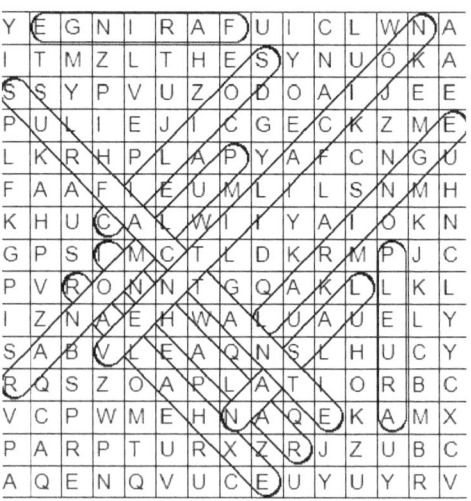

Respuestas

Sistema Digestivo

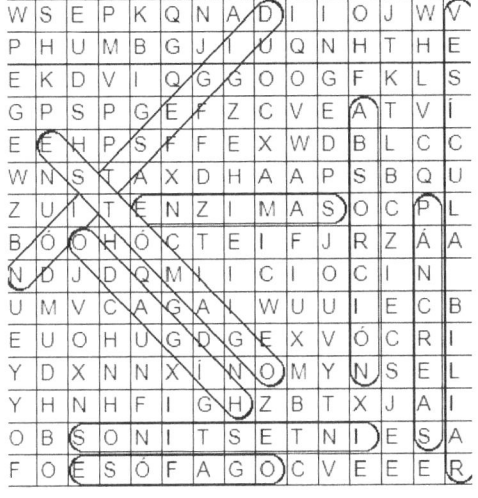

Sistema Digestivo

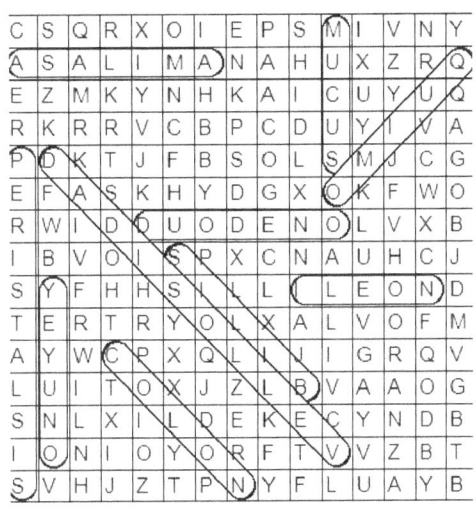

Sistema Endocrino

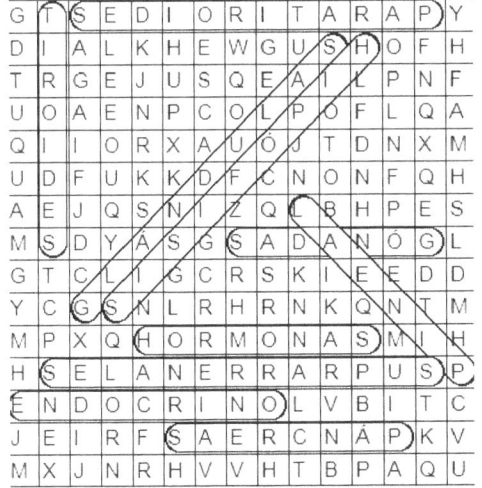

Sistema Endocrino

D	G	A	E	H	I	P	O	T	Á	L	A	M	O	P
R	O	N	B	K	I	N	S	U	L	I	N	A	O	O
T	G	P	T	C	J	A	P	F	A	E	R	P	M	Q
C	O	R	T	I	S	O	L	H	Z	W	E	J	E	X
Á	N	I	C	O	T	I	X	O	P	D	N	Q	L	K
E	V	O	D	G	F	V	D	Q	J	M	D	X	A	I
A	D	R	E	N	A	L	I	N	A	V	O	A	T	Y
U	G	M	L	C	B	I	P	Y	J	P	C	Q	O	R
O	N	E	G	Ó	R	T	S	E	N	Y	R	L	N	C
W	K	Y	O	G	T	J	K	X	O	I	I	C	I	S
Z	T	E	S	T	O	S	T	E	R	O	N	A	N	D
W	L	D	J	Q	E	H	C	M	Y	E	O	X	A	Q
E	L	D	K	B	V	L	L	C	K	N	N	C	B	F
N	A	N	F	C	R	E	C	I	M	I	E	N	T	O
K	L	U	G	J	P	U	Y	P	I	L	P	C	W	T

Respuestas

Piel

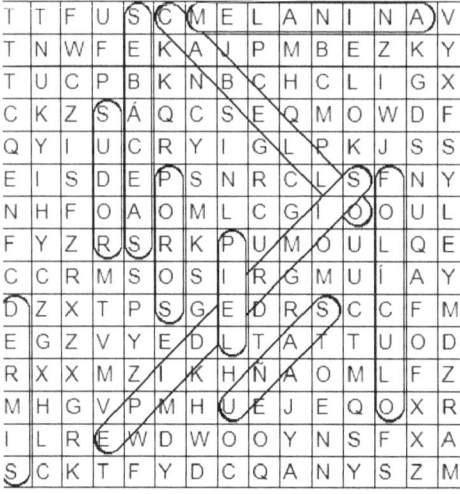

Piel

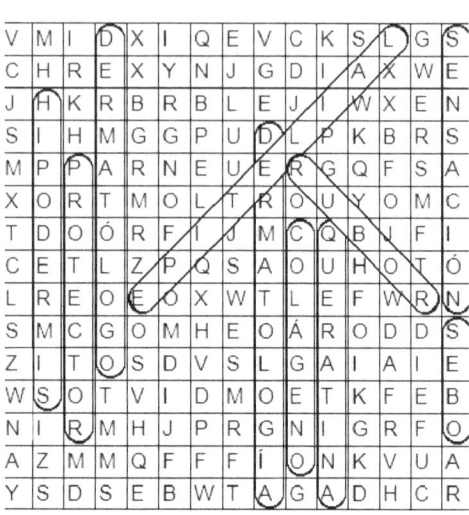

Sangre

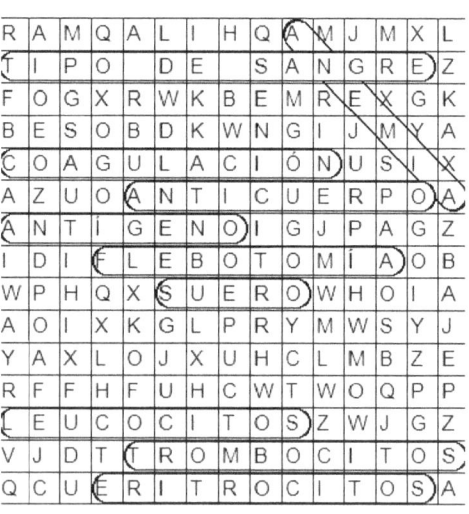

Sangre

Respuestas

Tejidos

Tejidos

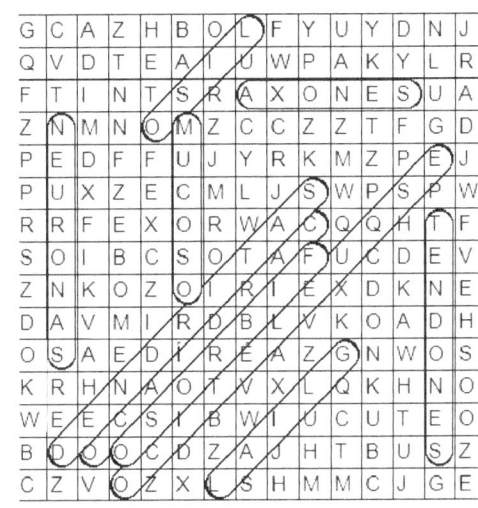

Células

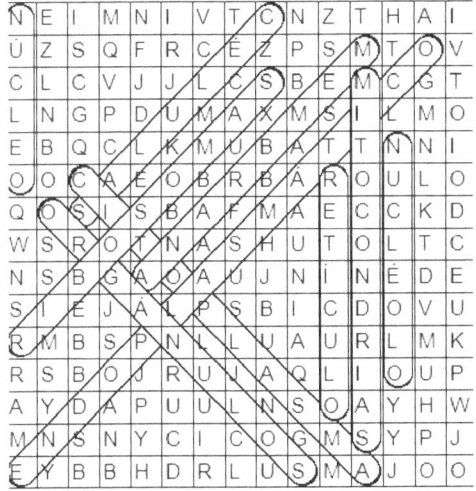

Células

www.ingramcontent.com/pod-product-compliance
Lightning Source LLC
Chambersburg PA
CBHW072228290526
45794CB00007B/2932